MÉMOIRE

SUR

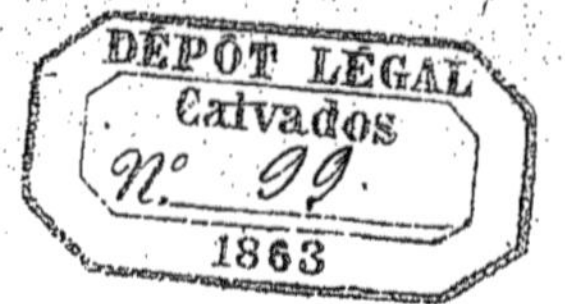

LE SERVICE MÉDICO-CHIRURGICAL

de

LA CONSTRUCTION DU CHEMIN DE FER

de Lisieux à Honfleur

SECTION DE PONT-L'EVÊQUE A QUETTEVILLE

PAR

LE DOCTEUR P. E. DE LAMOTTE

Membre titulaire de la Société médicale du Panthéon ; médecin de l'hospice, du parquet et de la gendarmerie de Pont-l'Evêque :
médecin de la Compagnie des Chemins de fer de l'Ouest.

Voyez le mal et ne vous effrayez pas de ce qu'il faut faire pour y remédier.

PONT-L'EVÊQUE,
TYPOGRAPHIE C. DELAHAIS.

1863.

PONT-L'EVÊQUE, TYP. C. DELAHAIS.

MÉMOIRE

SUR

LE SERVICE MÉDICO-CHIRURGICAL

de

LA CONSTRUCTION DU CHEMIN DE FER

DE LISIEUX A HONFLEUR.

SECTION DE PONT-L'EVÊQUE A QUETTEVILLE.

EXPOSÉ DES ABUS. — PROJET D'AMÉLIORATION.

Le 1er mai 1856, je fus chargé par M. l'Ingénieur Van Blarenberghe du service médical des travaux du souterrain d'Hébertot. Plus tard ce service fut compris dans les conditions du cahier des charges d'exécution des travaux, et imposé à M. Jeanne, entrepreneur, qui s'en acquitta de la manière la plus honorable dans toute son extension.

De son côté, M. l'ingénieur Bertrand, qui devait conduire et mener à bonne fin ces immenses travaux hérissés des plus grandes difficultés, m'a puissamment encouragé en me faisant oublier par son esprit bienveillant tout le poids de ma tâche.

Les 12 kilomètres que comporte le parcours de Pont-l'Évêque à Quetteville embrassent une série continue de déblais et de remblais traversant les argiles et les sables verts dont est exclusivement composé le versant gauche de la vallée de la Calonne, et comprennent en outre l'établissement du souterrain d'Hébertot, ouvert dans la craie chloritée, sur une longueur de 2,900 mètres.

Les travaux considérables auxquels a donné lieu la construction du chemin de fer dans la partie dont il vient d'être parlé peuvent se résumer ainsi qu'il suit :

1° 1,256,000 m 00 mètres cubes de déblais, dont plus de 500,000 m 00 ouverts au milieu des sables verts.

2° Construction de 49 ouvrages d'art, aqueducs, ponts ou viaducs, dont le cube en maçonnerie est de environ 27,823 m.

3° Du souterrain d'Hébertot, sur une longueur totale de 2,900 mètres pour 8 m 00 de largeur au niveau des rails, et le forage de 10 puits de service de 3 m 00 de diamètre pour 41 m 50 de profondeur moyenne et dont les maçonneries et revêtements tant pour l'un que pour les autres sont de 17,224 m.

4° Ballastage 38,764 m et pose de la voie.

De cet ensemble de travaux devaient nécessairement résulter des maladies et des accidents de toute nature, et de leur variété devait sortir le cadre nosologique qui accompagne cet écrit.

Mais avant de traiter de la question médicale, j'ai pensé qu'il était utile de dire un mot sur les mœurs et les habitudes des ouvriers généralement occupés à l'exécution des travaux de chemins de fer; classe de la société qui doit appeler l'attention et éveiller la sollicitude de l'administration.

Père de famille ou célibataire, l'ouvrier ambulant des chemins de fer s'est le plus souvent fait terrassier par cette raison qu'il ne peut disposer que de sa force physique, bien qu'ayant un état que des incidents l'ont obligé d'abandonner.

Marié, on le rencontre s'il n'a rompu le lien de la famille, suivi par une femme et des enfants aux joues creuses, aux orbites saillantes, aux membres amaigris que des haillons recouvrent à peine.

La marche est lente et pénible pour ces malheureux de tous les pays, dénués de tout, qu'on trouve partout, au sommet de l'aride montagne comme au fond de la riante et plantureuse vallée, désertant un chantier pour en retrouver bientôt un autre.

Rendus à destination, ces nouveaux arrivés s'assurent du travail sur la voie ferrée en construction et sollicitent à des prix exorbitants, 10 francs par mois par exemple, la location d'un poulailler ou d'une étable vides de la veille et transformés pour la circonstance en logement par le simple grabat dont on les aura garnis.

Sans ressource et sans crédit, les voilà donc encore une fois installés ; et comme au chantier on ne verse que des à-comptes de quinzaine, ils ne trouveront de pain qu'après le visa du livret et lorsque le boulanger sera venu faire chez le caissier une opposition anticipée.

Cette installation est hideuse pour quiconque en sonde, en mesure le vide, en apprécie la tristesse et les conséquences.

Généralement, il est vrai, les hommes mariés qui travaillent à la construction des lignes ferrées y viennent seuls et sans famille.

Mais comme je tiens à faire connaître mes impressions par des faits qui se rencontrent malheureusement trop souvent, je ne passerai pas sous silence un spectacle dont j'ai été témoin au hameau des Eudes, dans le ravin du Vieux-Bourg, au pied de cet immense remblai de 32 m 00 d'élévation, au fond duquel une famille du nom de Morel s'était formé à l'aide de terre et de branchages une cahutte d'un seul compartiment.

Vers le 15 décembre 1858, je fus mandé en toute hâte pour aller, au milieu de la nuit, assister dans cette mâsure qui m'était inconnue, une pauvre femme prise des douleurs de l'enfantement; bien qu'ayant gardé mon guide pour ne pas perdre de temps, j'arrivai trop tard; la femme avait mis au monde avec le seul aide d'une voisine ignorante et en présence de cinq autres de ses enfants, deux jumeaux morts-nés, que je me fis représenter; ils étaient sur une table, en contact avec des aliments non préparés; et comme au point de vüe scientifique je désirais examiner les enveloppes fœtales, elles me furent apportées dans un récipient en fer battu, le seul qui journellement servait dans cette cabane à la cuisson des légumes.

Cependant une Providence veille sur ces infortunés, sur ces accouchements qui font frémir celui qui se rend compte des accidents qui surgissent si souvent pendant et après l'accomplissement de ce grand acte de la nature.

L'exemple que je viens de citer n'est pas unique; chez un trop grand nombre d'ouvriers, de même que chez Morel, on ne trouve ni linge, ni feu, ni nourriture, ni soins.

Voilà des vérités palpitantes de compassion et dignes de pitié.

Si le terrassier ambulant est célibataire, son matériel ne consiste le plus ordinairement que dans une pelle au manche courbe au bout duquel il porte, dans ses émigrations, quelques hardes délabrées contenues dans une cravate d'indienne ou dans une blouse terreuse.

Ne craignant ni la longueur de la route, ni les inconvénients du voyage par une nuit obscure, il ne s'arrête qu'après s'être embauché et aussitôt il entre dans l'une ou l'autre de ces cantines établies, le plus souvent sans autorisation, de distance en distance sur les lignes en construction, dans l'un ou l'autre de ces bouges infects, ou l'on renferme dans un espace de 25 mètres cubes, une vingtaine de ces hommes, qui y couchent sans draps, à raison de 6 francs par mois, sur des rayons superposés.

Pendant le cours des travaux, 92 cantines ont été ouvertes entre Pont-l'Évêque et Quetteville; il en est qui recevaient de 20 à 25 individus.

J'ai pris les dimensions de 6 d'entre elles; il résultait de leur exiguité, ou que les hommes étouffaient dans un milieu d'air confiné, ou qu'ils étaient transis de froid pour respirer l'air neuf.

A ce propos, je remarquerai que l'on ne doit jamais craindre de faire entrer trop d'air neuf dans les demeures destinées aux ouvriers ; si la ventilation est nécessaire le jour, elle est bien plus indispensable encore la nuit, pendant ces 8 ou 10 heures de sommeil, où l'air n'est pas déplacé par le mouvement continuel des habitants.

On a proposé 6 mètres cubes d'air par personne et par heure; ce chiffre me paraît insuffisant, et je rappellerai à ce sujet que la distribution d'air neuf dans le nouveau pavillon de l'hôpital Necker accorde à chaque individu 60 mètres cubes à l'heure. On me répondra que les conditions ne sont pas identiques; j'en conviens, mais elles présentent une certaine analogie.

Il faut être descendu dans ces réduits d'où il se dégage des miasmes pestilentiels, où une chandelle peut à peine brûler; pour se faire une idée de la manière dont les hommes sont traités; et rien ne saurait donner l'idée de ces infectes tavernes, où, grâce à la nature des travaux en plein air, la fièvre typhoïde dont j'ai cependant traité quelques cas très graves, cède le pas à la bronchite, à la pneumonie, aux névralgies, aux rhumatismes; où les embarras gastriques, par leur permanence, accusent la mauvaise nourriture qu'on y débite avec parcimonie en échange de beaucoup d'argent; où les liquides falsifiés et corrosifs se vendent à l'envi; où l'eau de la mare voisine, journellement employée au lavage des guenilles, sert ensuite, par une ébullition enfumée, à la préparation des aliments; où les maladies se succèdent sans interruption; où la syphilis enfin s'observe à tous les degrés, aussi fréquente qu'autrefois à Paris dans l'obscur quartier de la Cité.

La cantine est ordinairement tenue par des ouvriers mariés ou vivant en état de concubinage, et qui avec un mince capital montent ces établissements où l'homme s'étiole, se dégrade, s'abrutit; où chaque jour de paie l'ivresse justifie des actes de violence dont les exemples se multiplient à l'infini, et ces luttes féroces dans lesquelles les furibonds ne mesurent ni la grosseur ni le poids de l'instrument dont ils frappent jusqu'à la mort parfois leur victime.

Je n'ai pas oublié avoir donné des soins à un mineur et à l'un de nos infirmiers; le premier perdit la lèvre inférieure, le second la phalange unguéale du pouce à la suite de coups de dents auxquels rien ne pouvait faire lâcher prise; je me rappelle également, à la suite de rixes, avoir réduit chez deux terrassiers une fracture de la jambe et une fracture des deux os de l'avant-bras; enfin avoir appliqué un bandage en fronde, à un logeur, pour une fracture de la mâchoire inférieure brisée à deux endroits par des coups de talon de botte que lui portait sur cette région un autre cantinier son plus proche voisin.

Ces jours néfastes me rappellent encore qu'il y a 4 ans, mes fonctions comme médecin du parquet m'appelèrent à la Cour d'assises de Caen pour déposer dans l'affaire du malheureux Simon qui succomba instantanément aux suites d'une fracture des os du crâne, le coup ayant été porté sur le vertex à l'aide d'un énorme morceau de bois.

A cette occasion, je dirai que les affaires portées devant le tribunal correctionnel de Pont-l'Évêque ont augmenté de 1/3 pendant le cours des travaux; et le livre d'écrou de la maison d'arrêt porte 43 incarcérations pour un emprisonnement au dessus de 3 mois. Dans ces chiffres ne sont pas compris les individus condamnés par contumace.

Le salaire de l'ouvrier terrassier varie en moyenne de 75 à 80 francs par mois et le règlement de son compte mensuel de cantine, objet toujours renaissant de discussions qu'engendrent des soupçons réciproques, se règle le plus souvent dans les pensions par 65 francs, pour un mois, y compris les folles dépenses.

Cette somme réglée, l'ouvrier reste encore possesseur de dix à quinze francs, les excès recommencent et ne rendent le malheureux au travail que lorsque le cantinier, maître à son tour de la faible somme dont il pouvait disposer, congédie le client, devenu désormais inutile à son exploitation. Et combien de fois ai-je rencontré sur les routes et sur les chemins, ces hommes endormis ou frappés de stupeur par l'ivresse, la tête nue et la poitrine découverte, surpris par le froid dela nuit!

Pendant six années consécutives, de 1856 à 1862, le nombre des ouvriers occupés, chaque jour, sur la section de Pont-l'Evêque à Quetteville, a atteint le chiffre moyen de 619. Le tiers de ce nombre, soit 207, a toujours été composé d'hommes honnêtes et laborieux, dont les bons exemples ne sauraient être trop encouragés; les 412 ouvriers, formant les deux autres tiers, ne tenaient nulle part ni à personne, échappant au contrôle et à la surveillance du service médical.

Ces 412 ouvriers dont les noms remplisssent les cadres du service, se renouvelaient sans cesse et se présentaient sur les travaux, soit avec des maladies incurables qu'ils avaient le soin de cacher, soit avec des maladies contractées antérieurement, sauf à réclamer les soins du service dès le lendemain de leur admission sur les chantiers; quelques-uns qui n'ont travaillé que quatre heures, ont subi des traitements dont la durée a été de six semaines ou deux mois.

Il en est deux entre autres nommés Mercier et Lepetit, dont la ruse et la dissimulation peuvent être citées à titre d'exemple.

A deux reprises successives, je réduisis chez Mercier une luxation de l'épaule; et, comme chaque fois, je lui avais accordé une convalescence de six semaines, il ne fit aucun travail pendant trois mois.

A la suite d'une remontrance assez vive que je lui avais adressée, il luxa spontanément en ma présence son humérus qu'immédiatement il réduisit par un mouvement subtil du bras, de dehors en dedans et de bas en haut, me regarda d'un air railleur et s'enfuit.

Je fis prendre des renseignements sur Mercier, j'appris que son industrie consistait à se luxer volontairement l'épaule afin de s'attirer la compassion des personnes charitables auxquelles il s'adressait.

Quant au nommé Lepetit, cet ouvrier avait suspendu son travail et m'assiégeait depuis longtemps ; il accusait une toux qui se manifestait avec la plus grande opiniâtreté, disait-il, le matin vers quatre ou cinq heures. Ne pouvant après l'examen le plus complet asseoir mon diagnostic, j'eus l'idée, pour trancher la question, de lui prescrire entre les épaules un large vésicatoire, avec recommandation expresse de revenir le surlendemain à la consultation. Cet homme revint en effet, il n'allait pas mieux ; je le fis déshabiller ; il ne portait aucune trace du révulsif, et, comme je lui en témoignais mon étonnement, il me répondit qu'il avait eu le soin d'appliquer le vésicatoire par dessus sa chemise ; depuis ce moment Lepetit n'a jamais toussé.

Si, d'une part, on se reporte aux nombreux accidents qui se sont produits, si d'autre part, on tient compte de l'état soit physique soit moral des hommes qui composaient nos chantiers, on comprendra toutes les difficultés que devait présenter la direction du service médical.

J'obtins de M. Jeanne, entrepreneur, qui me laissa toute latitude à cet égard, l'établissement de deux ambulances, comprenant chacune six lits ; en outre, je fis installer deux dépôts pour les médicaments qui étaient fournis et étiquetés par le pharmacien de Pont-l'Evêque.

Des voitures suspendues et des brancards restaient aux endroits désignés pour être mis à la disposition des malades et des blessés.

Les malades, munis d'un bon du chef de chantier, étaient enregistrés sur un livre à souche ; ce livre restait au bureau central de l'entreprise des travaux ; un duplicata ou feuille mensuelle, avec mention de la nature de la maladie, restait entre mes mains.

Les malades étaient traités à l'ambulance ou à domicile ;

d'autres furent dirigés sur l'hospice ; le nombre de ces derniers est relativement peu considérable et j'ai toujours préféré concentrer, autant que possible, le service sous une direction unique, pour éviter de voir le malade de profession parcourir successivement tous les ateliers; je savais, d'un autre côté, que la misère chez ces hommes n'avait pas même effacé la répugnance et le préjugé innés de consentir à se laisser transporter à l'hopital, où la répartition de soins éclairés et continus préviennent les besoins du malade et le garantissent contre les mauvaises chances et les vicissitudes de la convalescence.

Cependant, le profond dénuement où se trouvaient plongés le plus grand nombre de ces malheureux, l'exiguité de l'ambulance de Quetteville, sont les deux causes déterminantes qui m'ont imposé l'impérieuse nécessité de les diriger sur l'hospice de Honfleur auquel j'étais étranger.

Les visites avaient régulièrement lieu sur toute la ligne trois fois par semaine, de six heures à neuf heures du matin, ces visites se multipliaient selon l'urgence ou les cas particuliers ; et, lorsque le malade reprenait son travail, il recevait, au moyen d'un coupon détaché du livre à souche par le médecin, une indemnité réglée à raison de 1 fr. 50 c. par jour d'interruption obligée de travail, défalcation faite des dimanches et jours fériés. Cette indemnité était réduite à 1 fr. pour les enfants.

L'Entrepreneur des travaux opérait d'ailleurs une retenue de 3 °/₀ sur les salaires de tous les ouvriers, pour subvenir aux frais du service médical. Nombre d'hommes commandés par la nécessité ou par le cri de la famille, étaient, sur ma recommandation, occupés à des travaux doux et faciles ; cette latitude qui m'était accordée a sensiblement diminué le chiffre des indemnités qui auraient été allouées.

Afin de simplifier autant que possible les résultats à consigner dans le tableau qui accompagne ce mémoire, j'ai dû grouper sous la même désignation des maladies qui présentent cependant des caractères différentiels, mais dont beaucoup sont identiques.

Sur les 2,204 malades inscrits dans mon service, 75 ont été dirigés sur l'hospice d'Honfleur, dont 7 pour cas de fracture.

Le premier malade que j'ai fait admettre dans cet établissement, y est entré un an après l'ouverture des travaux, le 10 juillet 1857 et le dernier le 3 mai 1861, quinze mois avant leur terminaison.

Trois hommes sont décédés dans cet hospice; deux, aux suites de fièvres typhoïdes, un, aux suites d'une maladie de poitrine.

35 malades ont été traités à l'hospice de Pont-l'Evêque, du 29 novembre 1861 au 6 juillet 1862, époque à laquelle les travaux de construction de la ligne ont été terminés; trois cas de fracture figurent dans ce nombre.

Trois malades s'y sont éteints : deux à la suite de fièvres typhoïdes, le troisième de l'envahissement d'une gangrène causée par une plaie par arrachement.

42 malades ont séjourné aux ambulances de Quetteville et de Pont-l'Evêque, et y ont journellement reçu mes soins, la plupart pour des maladies chirurgicales. L'observation de ces malades sera l'objet d'un mémoire spécial destiné à la Société de chirurgie et sur lequel je n'aurai aucun décès à mentionner.

La chirurgie conservatrice a dû cependant céder en présence de quatre cas seulement qui ont nécessité des amputations de bras et de jambes, soit dans leur continuité, soit dans leur contiguité.

2,052 malades ont également reçu mes soins à domicile ; j'ai enregistré trois décès : le 1er pour une fièvre typhoïde; le 2e pour une méningite aigüe, et le 3e pour une péritonite aigüe.

En résumé, sur 2,204 malades, on compte neuf décès ; les registres des communes de Pont-l'Evêque, Surville, le Vieux-Bourg, Saint-Benoît, Saint-André-d'Hébertot, Quetteville et Honfleur, confirment cette déclaration.

Comme indication thérapeutique, je dois dire que la médication suivie, et dont je ne saurais m'écarter tant qu'il s'agira de soigner des ouvriers occupés aux travaux des chemins de fer et que j'applique actuellement sur toute la ligne en construction de Pont-l'Evêque à Trouville, consiste principalement dans l'emploi des purgatifs salins, des vomi-purgatifs ; dans les révulsifs rubefiants ou épidermiques, dans les préparations fébrifuges et martiales, dans l'emploi de l'antimoine, dans l'application des annelides des ventouses, dans les bains de vapeur : les saignées générales, à moins d'indications exceptionnelles, ont été proscrites, et cette médication a été justifiée par l'expérience; elle a toujours prévenu les funestes conséquences de longues convalescences chez des malades pauvres et malheureux qui, faute de soins consécutifs à la maladie, d'alimentation suffisante, s'appauvrissent de plus en plus et, anémiques, succombent dans le marasme et la consomption : pratique dès longtemps professée par Gendrin, dont je n'avais pas oublié les leçons, aux jours où son esprit de conviction et les résultats de sa doctrine grossissaient sans cesse, dans son amphithéâtre devenu trop petit, le nombre de ses prosélytes.

J'ai cru nécessaire d'annexer à ce mémoire un état récapitulatif des ouvriers qui ont été atteints de maladies, sur les chantiers de la section de Pont-l'Evêque à Quetteville, pendant six années consécutives, du 1er juillet 1856 au 1er juillet 1862; les chiffres portés sur ces états paraîtront effrayants et l'exactitude pourrait en être révoquée en doute, s'ils n'étaient le résultat du relevé rigoureux des minutes que j'ai entre les mains et que je conserve précieusement.

Ces chiffres seraient cependant au-dessous de la vérité s'il fallait tenir compte de plus de 300 hommes qui se sont présentés à la consultation sans bulletin, et qui, soit par courage soit par nécessité de ne pas suspendre leur travail, n'ont reçu que des soins et des médicaments gratuits; je ne les signale ici qu'à titre de renseignements.

Plus de 80 cas de gale et plus de 50 individus affectés de dermatoses, ont reçu des soins gratuits; il en est même un certain nombre qui figurent au tableau pour ces maladies et qui ont reçu l'indemnité ordinaire de 1 fr. 50 par jour d'interruption obligée de travail; la question d'humanité était plus puissante que le réglement.

Si les chiffres sont énormes pour ce qui concerne les maladies en général, ils signalent en revanche peu de décès et relativement peu d'accidents; ils révèlent à la fois les soins du service médical et les précautions qui ont présidé à l'exécution des travaux.

Dès le début des travaux en 1856, et, dans la pensée d'arriver à diminuer le nombre de nos malades, j'avais songé à soumettre les hommes à un examen préalable avant d'accepter le dépôt de leur livret et de ne les admettre sur les chantiers qu'après la constatation d'absence de maladies chroniques.

Mais cette mesure qui aurait eu quelque chose de blessant pour ceux qui en auraient été l'objet, aurait en outre exclu des travaux un grand nombre d'ouvriers déjà trop à plaindre pour que, par une cruelle exclusion, on vint ajouter à leurs maux.

Rendre l'accès au travail facile à tous, alléger les souffrances, prévenir par tous les moyens possibles de trop fréquentes maladies, tel est le principal but qui me paraît surtout devoir être recherché.

J'ai dit plus haut que de 1856 à 1862 il avait été journellement occupé un ensemble de 619 hommes; sur ce chiffre 342 malades, c'est-à-dire, plus de la moitié ont été inscrits chaque année aux registres du service médical. Si l'on recherche les causes de ces nombreuses maladies on les trouve : 1° Dans l'embauchage si souvent répété d'hommes habitués à des travaux sédentaires, qui n'ont aucun rapport avec ceux de la construction des lignes de chemins de fer.

2° Dans le mélange sur les chantiers d'individus faibles et débiles avec des hommes vigoureux, aguerris, qui se font un jeu de pousser une brouette ou de combler un wagon.

3° Dans l'absence de linge et de vêtements; n'ayant souvent que deux chemises et parfois qu'une seule, les ouvriers ne pouvant, lorsqu'ils sont en sueur, ou trempés par l'eau du ciel, changer de linge au moment où ils rentrent dans leurs réduits infects; l'évaporation est alors à confiée aux efforts d'une nature déjà épuisée et la réaction cutanée ne peut s'opérer.

4° Dans l'ingestion d'aliments insalubres produisant des désordres d'un autre genre chez ces hommes qui le plus souvent se couchent après le repas du soir sur un grabat où le froid les pénètre et où le lendemain, ils se réveillent courbaturés, la langue épaisse et recouverte d'un enduit saburral.

5° Dans les excès que les ouvriers font journellement, croyant oublier dans les effets produits par quelques heures d'ivresse le mauvais régime de la semaine.

Voilà pour les maladies internes.

Les causes des maladies externes, auxquelles je ne fais aucune allusion par rapport à ce qui se passait sur nos chantiers, consistent souvent :

1° Dans l'absence d'une rigoureuse et paternelle surveillance ;

2° Dans l'inexpérience d'ouvriers dont les professions précédentes n'ont eu aucune analogie avec le métier qu'ils exercent sur les travaux ;

3° Dans la tolérance à garder des hommes imprudents ou qui négligent de prendre les mesures de sûreté nécessaires.

Et, parmi les causes les plus fréquentes d'accidents, je citerai : le travail sur des talus trop escarpés, sans redans et sans pièces de bois transversales destinées à arrêter le glissement des terres ; l'échelonnage des hommes sur les talus de terrassements.

L'extraction de la terre à la potence, l'abattage des terrains par masses d'une hauteur trop considérable, l'absence de blindages dans les terrains humides ; l'emploi d'échafaudages trop faibles ou mal assurés, le diamètre des puits d'extraction relativement trop petits par rapport aux dimensions des bennes qui, dans leur mouvement d'ascension, viennent parfois heurter les parois de ces puits ; l'absence de porte-mousqueton aux bennes ; l'emploi de chaînes ou de cordes trop faibles sur des treuils souvent dépourvus d'encliquetage ou de freins, et enfin dans les déblais en souterrains.

Je citerai encore une cause directe des blessures ou des contusions, cause qui existe partout, mais qui est toutefois de second ordre ; c'est le mauvais état des chaussures. Les nombreuses observations que j'ai recueillies à ce sujet me permettent d'affirmer que sur dix plaies ou contusions, trois ont tenu à la mauvaise confection, à l'humidité ou à la sécheresse des chaussures dont le graissage devrait être obligatoire. Des ouvriers m'ont avoué être resté quinze jours ou trois semaines sans se déchausser.

C'est surtout à titre de renseignements généraux que sont énumérées les causes d'accidents dont je viens de parler et dont les effets ont pu être évités en partie sur la section de Pont-l'Évêque à Quetteville par suite de l'intelligente organisation des chantiers : sur les dix puits d'extraction du souterrain d'Hébertot en particulier, dont le service présentait les dangers les plus sérieux; les engins pour faciliter le travail étaient au grand complet et l'instrumentation à toute épreuve; le forage et l'extraction de toutes les couches de calcaire si difficiles et si périlleuses à opérer à une profondeur moyenne de 41 m 50 c pour chaque puits, n'ont coûté la vie à personne; cette déclaration est le plus bel éloge que l'on puisse adresser à M. l'ingénieur Bertrand et à M. Jeanne, entrepreneur de la ligne. — Un seul homme a été tué par son imprudence dans le travail du souterrain.

Il me reste à parler des décès par cause violente et dont le plus grand nombre doit être attribué, comme on va le voir, à l'imprudence des malheureuses victimes.

Hurvoy, manœuvre, arrachement complet de la face, fracture de la base du crâne; accident survenu au puits n° 10 du souterrain d'Hébertot; cet homme eut l'imprudence de commander la marche des chevaux, alors qu'il était monté sur le tambour du manège, il est décédé 60 heures après l'accident.

Morel, terrassier, éboulement de terre à la briqueterie d'Hébertot, lésion de la vessie et des intestins, décédé 5 jours après l'accident.

Durand, manœuvre, chute par imprudence de sa part dans le puits n° 7 du souterrain d'Hébertot; mort instantanée.

Muggéridge, mineur anglais, fracture de la colonne vertébrale par un éboulement à la tranchée d'Hébertot : cet homme transporté à Honfleur, est resté à l'hospice de cette ville pendant 15 jours; le consul anglais l'a fait ensuite transporter dans son pays natal où il a succombé 20 jours après l'accident.

Brassey, écrasement du corps par un éboulement à la tranchée de Quetteville; mort instantanée.

Beaufrère, mineur, ancien garde royal, éclat de mine dans le souterrain d'Hébertot; fracture du sternum et des côtes, brûlure de la face, des parois de la poitrine, des mains et des bras, perte des yeux, décédé à Hébertot 10 jours après l'accident. Contrairement au règlement, cet homme, dont la mort a laissé les plus vifs regrets parmi ses chefs et parmi ses camarades, avait eu l'imprudence de bourrer la mine avec une tige en fer, au lieu de se servir d'un bourroir en cuivre, le seul dont l'emploi soit permis sur les travaux.

Brindault, manœuvre; cuisse broyée au remblai des Eudes par un wagon, à la suite d'une fausse manœuvre exécutée par le frère de la victime; mort quatre heures après l'accident.

Poulain, terrassier; lésion de la moëlle épinière et fracture de la jambe par un éboulement de terre dans la tranchée de Surville, mort cinq heures après l'accident. Infraction à la recommandation qui lui avait été faite par le surveillant des travaux de s'éloigner d'une masse de terre menaçant de s'ébouler.

Lecors, manœuvre à Surville, assis contrairement au réglement sur un wagon de terrassement en marche. Cet homme craignant un déraillement se précipita à terre, d'où on le releva le pied ayant été écrasé entre deux tampons; gangrène progressive; mort dix jours après l'évènement.

Quatre ouvriers, employés au lançage et à la décharge des wagons, ont également trouvé la mort sur la section de Pont-l'Évêque à Quetteville; deux de ces ouvriers ont succombé à un écrasement des cuisses; les deux autres à un broiement des os du bassin. Les deux premiers auraient pu être amputés sur le champ; mais en présence d'une dépression progressive des forces j'ai dû rester sur la réserve, n'oubliant pas qu'une amputation immédiate dans ces cas particuliers augmente les accidents nerveux, et que, si pour opérer, l'on suspend la douleur par les anesthésiques, on court la mauvaise chance de voir le malade s'éteindre sous l'instrument, cette circonspection m'a été profitable. Dans un cas moins grave, un cinquième lanceur a eu le bras broyé; j'ai recouru avec succès à l'amputation immédiate.

Dans les 13 cas de mort qui viennent d'être cités, quatre, c'est-à-dire le tiers environ, ont frappé des ouvriers occupés au lançage des wagons, et accusent les dangers inhérents à cette partie du service des travaux. Le lançage des wagons en effet tel qu'il existe actuellement, est dangereux, d'abord, par le mauvais état de la voie sur laquelle les hommes courent en stimulant les chevaux et ensuite par le système d'attelage; le cheval attelé en avant et sur le milieu du wagon, au moyen d'un palonnier à déclic, est accompagné de son conducteur qui marche à côté de lui sur la voie ou même sur le rail. L'homme court, le cheval galope, et l'impulsion suffisante une fois donnée, l'ouvrier tire sur la corde du déclic, qui, par son autre bout est fixée à la bride; subitement dételé, le cheval se dérobe à gauche; le wagon, suivant l'impulsion donnée, va heurter contre une pièce de bois posée en travers, à l'extrémité du remblai et opère son mouvement de bascule qui le dégage de la terre qu'il contient.

Cet exercice est répété jusqu'à 200 fois dans une journée; or, si le lanceur glisse sur le rail, ou s'il fait un faux pas sur la voie rabotteuse, il tombe la face contre terre et se trouve littéralement coupé par les roues du wagon comme avec des cisailles.

La modification à apporter à ce système meurtrier serait bien simple, j'en ai fait l'essai. Il s'agirait simplement d'accrocher le palonnier à l'angle du wagon; l'homme ne pouvant alors faire la manœuvre qu'en dehors de la voie serait à l'abri de tout danger. Ce changement ne ferait perdre que peu de puissance à la traction, puisque les essieux d'après le mode actuel, ne pouvant éprouver aucune déviation sous le plancher du wagon, les roues ne ressentiraient qu'un effet en diagonale insignifiant.

Si je suis entré dans des détails aussi longs c'est que, confiant dans leur rigoureuse exactitude, vu la prévision de graves accidents, j'ai pensé que les hommes spéciaux dans la question, appréciant le but de mes observations, ne négligeraient rien pour améliorer un état de choses qui laisse tant à désirer.

J'ai recherché dans quelles limites, en dehors des mesures à prendre pour prévenir les chances d'accidents sur les travaux, il serait possible d'améliorer, au point de vue de l'hygiène de chaque jour, la position des ouvriers; je me suis demandé si une protection plus efficace ne pourrait pas être accordée à ces hommes qui, une fois embauchés sur les chantiers, ne savent où trouver ni une nourriture saine, ni un gîte convenable pour reposer leurs membres fatigués par le travail; il m'a paru hors de doute que des moyens préventifs sagement distribués auraient les plus heureux résultats, en assurant le bien-être des ouvriers et en les arrêtant sur la pente fatale du vice, où ils sont trop souvent entraînés dans l'état actuel des choses.

On s'est beaucoup entretenu de cités ouvrières ; de splendides constructions se sont élevées dans les villes pour répondre aux sentiments les plus généreux de l'humanité. Plus modeste, ne tenant ni à la beauté de l'édifice, ni à celle du style architectural, je ne demande pour nos ouvriers des lignes ferrées qu'une simple construction formée de planches jointives, abri suffisant pour ces hommes endurcis aux injures du temps.

Une compagnie de chemins de fer, qui, pour l'exploitation commerciale de son réseau possède un matériel si important, ne pourrait-elle pas construire dans des proportions relatives aux exigences de la construction, un matériel indispensable aux bien être physique et moral des ouvriers, répondant aux lois de l'hygiène et de l'humanité ? Dans cet ordre d'idées, chaque fois qu'il s'agirait d'établir une ligne nouvelle, les compagnies devraient, avant la mise en œuvre, s'assurer si les ouvriers trouveront des logements commodes et une nourriture salubre à bon marché ; au lieu de laisser à des étrangers cupides le soin d'y pourvoir, elles combleraient un vide déplorable en exigeant l'établissement de maisons en planches, construites sur un plan analogue à celui dont je joins ici le modèle et le prix de revient ; je suis loin de croire que ce plan ne puisse être modifié, et je laisse à d'autres plus compétents le soin d'y introduire les modifications qui pourraient être reconnues utiles ; je me contente d'insister sur la nécessité d'assurer l'aérage des constructions dans les proportions les plus larges, soit au moyen de prises d'air établies aux deux extrémités de chaque bâtiment, soit au moyen de vasistas à hélice, placés en regard l'un de l'autre.

Ces baraquements, placés sous la surveillance des agents de la compagnie et sous le contrôle du médecin, seraient concédés réglementairement, avec des primes d'encouragement, à des hommes d'une moralité éprouvée, doués de bienveillance, d'impartialité et de fermeté.

Un règlement dont les ouvriers prendraient connaissance en entrant sur les travaux, serait affiché partout où il serait nécessaire; il imposerait à chacun la condition expresse de laisser entre les mains de l'agent comptable, aussitôt le premier argent gagné, la somme nécessaire pour assurer les frais de cantine, de linge et de chaussures.

Les frais de cantine comprenant le logement, la nourriture, le blanchissage et les frais de barbier ne dépasseraient guère 1 franc 65 centimes par jour; soit: 50 francs par mois.

Le linge et les chaussures pourraient être confectionnés et livrés à bas prix; ils seraient fournis sur la présentation de coupons détachés d'un livre à souches, délivrés par l'agent comptable à celui qui en ferait la demande; ces coupons figureraient au passif de l'ouvrier et assureraient le paiement ultérieur des fournitures faites.

Des coupons seraient également délivrés aux ouvriers qui, voulant vivre chez eux, désireraient obtenir de la cantine les mets qui seraient à leur convenance. Le père de famille obtiendrait de cette manière à bas prix des subsistances préparées sur une grande échelle, saines, abondantes, et à meilleur marché qu'il ne pourrait se les procurer chez lui.

La viande, devant être la base de la nourriture chez les hommes qui déploient beaucoup de force, il leur en serait délivré deux fois par jour; on exigerait que cette viande provînt d'animaux parfaitement sains et n'eût aucun rapport avec celle qui, trop souvent aujourd'hui, est employée à l'alimentation des ouvriers.

Les jours de chômage, si nombreux en hiver et au printemps, pourraient être employés à l'exercice de jeux ne permettant ni la fraude, ni la supercherie. la boule, le tonneau, le jeu de Siam, par exemple, absorberaient de longues heures d'oisiveté, source de tant de maux et de tant de chagrins.

Bien qu'ils aient pris une large part à nos travaux, j'ai constaté que les ouvriers anglais et belges figuraient en minorité sur les états du service médical; cette circonstance a tenu surtout à ce que les ouvriers dont il s'agit se nourrissaient mieux que les français, mangeaient de la viande, et buvaient, soit du thé, soit du café noir; j'ajouterai que leurs vêtements étaient généralement de meilleure étoffe et moins délabrés que ceux portés par les ouvriers du pays: cette observation seule suffirait pour justifier l'établissement des cantines dont j'indique le projet, et faire prévoir les résultats hygiéniques qui en seraient la conséquence.

Une retenue de 3 °/₀ était, ainsi que je l'ai dit précédemment, opérée sur le salaire de chaque ouvrier pour assurer le service médical de la section de Pont-l'Evêque à Quetteville. Elle a souvent été considérée par les ouvriers comme une dîme injustement prélevée sur le produit de leur travail, c'est là une grande et déplorable erreur.

Cette retenue est en effet la garantie la plus sérieuse du contrat de l'ouvrier avec l'entrepreneur: si l'on en discute le chiffre, je ferai remarquer que, sur nos travaux, les dépenses du service médical ont atteint les 3 °/₀ de retenue opérés sur les salaires accordés aux ouvriers. Dans ces dépenses, figure une somme de 71,467 fr. payée, à titre d'indemnité aux ouvriers, sur laquelle 27,500 fr. d'allocations spéciales, c'est-à-dire près de 40 °/₀, ont été remis aux ouvriers ou à leurs familles, dans le cas d'accidents exceptionnels ou de décès; preuve trop évidente des chances de responsabilité qui pesaient à chaque instant sur l'entrepreneur et qui pouvaient, à un moment donné, dépasser dans une proportion considérable le montant des retenues exercées.

Et, à ce sujet, je rapporterai quelques faits de nature à faire pressentir les conséquences d'une pareille responsabilité. Au moment où le malheureux Beaufrère, dont j'ai déjà cité le nom, fut victime dans le souterrain d'Hébertot, il était entouré de neuf ouvriers; un bonheur providentiel en garantit huit; le neuvième a perdu un œil, éprouvé quelques contusions et quelques brûlures à la face et aux mains.

Dans une autre circonstance une machine de terrassements traversait la tranchée de Surville, ouverte dans les argiles et dans les sables verts; les ébranlements qu'elle imprimait au sol, faisaient craindre l'éboulement des terres, et les ouvriers avaient reçu l'ordre de s'éloigner. Un éboulement se produit; l'un des terrassiers, Giquel, par sa persistance à rester immobile en regard du train, a le bras et l'épaule broyés et la moitié du crâne scalpé. 25 ou 30 autres ouvriers, résistant comme lui à l'injonction qui leur était adressée par le surveillant, pouvaient éprouver le même sort.

Lors de l'une de mes tournées à Hébertot, j'assistais par hasard au montage d'un lourd cabestan; le chef d'atelier venait de s'absenter et les hommes agissaient sans direction. Le cordage, appliqué sur une poulie de renvoi, cède à la traction; s'allonge, s'affile et se brise; six hommes parviennent à s'échapper, le septième est atteint, il est relevé avec une fracture de la clavicule.

Il me paraît hors de doute que, dans cet état de choses, la retenue de 3 °[o], opérée par l'entrepreneur, était à peine l'équivalent d'une aussi lourde responsabilité, trop souvent compromise par les imprudences des ouvriers.

Quant aux frais considérables qu'ont absorbé jusqu'à présent les soins, l'observation de tous les instants m'a prouvé qu'ils pourraient être réduits de plus de moitié par l'organisation du service médical établi dans les conditions d'avenir que je sollicite en faveur de nos ouvriers. Cette organisation atteindrait ainsi le double but d'une amélioration sérieuse dans le bien-être des ouvriers, et d'importantes économies dans les dépenses du service, dont les produits pourraient être distribués à titre d'indemnité spéciale, aux familles des ouvriers les plus nécessiteux, et subviendraient sur les chantiers où les travaux doivent être de longue durée, aux frais d'une salle spéciale, espèce d'asile, qui serait gratuitement ouvert aux enfants en bas âge, comme à Hébertot, où d'après mes conseils et à ma sollicitation, l'on était parvenu, incomplètement il est vrai, au but proposé, car moyennant une minime rétribution qui, le plus souvent encore n'était pas versée par les parents, une femme respectable s'était constituée gardienne et faite institutrice. 20 et 30 enfants ont reçu les soins de cette personne et profité des bienfaits de sa modeste et hospitalière demeure.

EXPLICATIONS

RELATIVES

AU TABLEAU QUI SUIT.

Si on considérait chaque cas porté au tableau qui suit comme un type de la maladie annoncée, on serait amené à demander comment telle ou telle affection n'a entraîné qu'une interruption de travail parfois si limitée; mais on ne doit pas oublier que sur un ensemble de 2,052 malades, si les uns se présentaient au moment de leur inscription sur la feuille de service avec des prodromes très caractérisés, si la maladie en un mot parcourait toutes ses phases, toutes ses périodes, il en est d'autres chez lesquels l'affection était enrayée à son début et devenait éphémère ou fugace; enfin, certaines maladies telles que gastrites, entérites, adénites, etc., etc., passées depuis longtemps à l'état chronique, ne pouvaient être traitées que pendant un temps très-limité.

Il faut ajouter un 7me à la durée moyenne portée au tableau. Ainsi, pour les fractures, par exemple, la durée réelle n'est pas de 95 jours, mais bien 109; car on doit joindre aux 95 jours seize dimanches et fêtes, qui aux termes du réglement n'étaient pas comptés aux ouvriers.

On verra dans le même tableau que l'ensemble des ouvriers présente 55 cas de maladie sur 100, et que par corps d'état on trouve les proportions suivantes :

Mécaniciens,	35	pour 100.
Charpentiers,	27	id.
Maçons,	27	id.
Briquetiers,	66	id.
Mineurs,	58	id.
Terrassiers,	82	id.
Manoeuvres,	43	id.
Lanceurs,	15	id.
Enfants,	29	id.
Charretiers,	3	id.
Divers,	14	id.

Les terrassiers d'abord et les terrassiers-briquetiers ensuite, ont été les plus assiégés par les maladies; il devait en être ainsi; car ils sont pour les deux tiers composés d'individus auxquels la pioche et la pelle sont des outils dont ils ne sont arrivés à se servir qu'étant poussés par une cruelle nécessité. A l'inaptitude de ces hommes, recrutés dans toutes les classes de la société, il faut joindre le déplorable régime des cantines, les dangers causés par les effets physiques de l'atmosphère.

Ainsi, dans une même journée, en une heure même, ces malheureux qui travaillent à ciel ouvert, ont chaud, ont froid, transpirent, se refroidissent, sont mouillés et ne se ressuient pas; enfin, soumis parfois à une insolation tropicale, ils sont ensuite saisis spontanément par un brouillard épais, glacial; voilà, je le répète de nouveau, la cause de si fréquentes maladies.

Les mineurs et les manœuvres, bien qu'ils soient exposés par la nature du travail à de nombreux accidents, ne sont plus dans des conditions identiques; ces ouvriers savent travailler; ils sont acclimatés; aussi déjà voyons-nous une diminution dans le nombre des malades.

Viennent après : les mécaniciens, les charpentiers, les maçons; chez eux les maladies décroissent, d'abord par le fait de la nature du travail et par la stabilité de ces ouvriers, qui rentrent pour ainsi dire dans les conditions de la vie ordinaire. Généralement, ces ouvriers sont mariés.

D'après ce que j'ai dit des ouvriers lanceurs dans le cours de cet écrit, on devrait s'attendre à des maladies incessantes; c'est le contraire; l'ouvrier lanceur, jeune, agile, vigoureux, exercé à des manœuvres je dirai gymnastiques, sera tué, rarement il sera malade.

Les charretiers, qui généralement couchaient dans les écuries de l'entreprise, ont été pour la plus part traités soit aux ambulances, soit aux hospices; j'en ai compté onze sur les feuilles de service; la fréquence de leurs maladies rentrent dans la catégorie des maçons et des charpentiers.

Le nombre des maladies chez les enfants qui ne sont ordinairement occupés sur nos chantiers qu'à des travaux faciles et non dangereux, ne repond pas complètement il est vrai aux mauvais soins hygiéniques, j'en ai vu de 12 ans à peine fumant et buvant en tête à tête avec des adultes.

Mais leur physique s'étiole dans ce milieu miasmatique et leur cœur se corromp par ce contact qui ne respecte ni l'âge, ni le sexe, où le geste accompagne toujours l'affreux langage.

Pour ce qui est des employés divers, qui, pour la plupart profitent des avantages du foyer domestique, la fréquence de leurs maladies rentre dans l'ordre ordinaire des choses.

TABLEAU

Comprenant la désignation par corps d'état des 619 Ouvriers employés en moyenne par année, du 1er juillet 1856 au 1er juillet 1862,

DE PONT-L'EVÊQUE A QUETTEVILLE.

RÉCAPITULATION GÉNÉRALE, D'APRÈS LES ÉTATS MENSUELS ET NOMINATIFS, DE CEUX ATTEINTS DE MALADIES PENDANT LA MÊME PÉRIODE.

Nombre d'ouvriers (par année / pend. 6 années)	37 / 194			57 / 312			35 / 211			22 / 132			72 / 432			211 / 1161			89 / 534		
DÉSIGNATION DES MALADIES	MÉCANICIENS.			CHARPENTIERS.			MAÇONS.			BRIQUETIERS.			MINEURS.			TERRASSIERS.			MANŒUVRES.		
	Nombre de cas	Durée en jours	Indemnité 1 fr. 50 c. par jour	Nombre de cas	Durée en jours	Indemnité 1 fr. 50 c. par jour	Nombre de cas	Durée en jours	Indemnité 1 fr. 50 c. par jour	Nombre de cas	Durée en jours	Indemnité 1 fr. 50 c. par jour	Nombre de cas	Durée en jours	Indemnité 1 fr. 50 c. par jour	Nombre de cas	Durée en jours	Indemnité 1 fr. 50 c. par jour	Nombre de cas	Durée en jours	Indemnité 1 fr. 50 c. par jour
[illegible]IONS	6	67	93 80	6	31	31 38	2	13	22 50	12	90	135 00	13	387	[illegible]	236	1863	2791 58	55	526	789 00
[illegible]	15	149	223 50	18	185	277 50	2	15	22 50	3	10	60 00	21	256	384 00	180	1491	2106 56	21	222	333 00
[illegible] PAR ARRACHEMENT	-	-	-	3	70	105 00	-	-	-	1	9	13 50	3	35	52 32	18	318	319 66	3	53	81 30
TOTAUX.	88	711	1,116 00	81	819	1,228 50	37	345	736 07	87	826	1,269 03	219	3143	3,164 38	1292	13767	21,658 50	230	2217	3,093 50

Nombre d'ouvriers (par année / pend. 6 années)	8 / 48			12 / 72			15 / 90			28 / 168			619 / 3714			
DÉSIGNATION DES MALADIES	LANCEURS.			ENFANTS.			CHARRETIERS.			DIVERS.			DURÉE MOYENNE	TOTAUX DES		
	Nombre de cas	Durée en jours	Indemnité	Nombre de cas	Durée en jours	Indemnité	Nombre de cas	Durée en jours	Indemnité	Nombre de cas	Durée en jours	Indemnité		Cas de chaque maladie	Journées	Indemnités
[illegible]IONS	2	21	31 50	1	10	16 25	1	3	3 50	-	-	-	9	399	[illegible]	1,522 00
[illegible]	1	8	12 00	3	67	67 [illegible]	-	-	-	2	12	18 00	18	282	2,138	[illegible]
[illegible] PAR ARRACHEMENT	-	-	-	1	15	15 81	-	-	-	-	-	-	17	30	518	509 32
TOTAUX.	7	177	265 50	91	171	121 08	3	158	211 00	21	170	255 00	-	2,443	23,440	31,5[illegible]

Observations.

Indépendamment des indemnités portées au présent tableau, des allocations spéciales ont été accordées aux ouvriers ou à leurs familles, dans les cas d'accidents exceptionnels ou de décès; elles ont atteint le chiffre de 47,380 fr., et portent à la somme de 71,467 fr., le montant définitif des indemnités qui ont été payées.

On trouve, d'après les indications du même tableau, que sur 100 cas constatés de maladies, ces maladies se classent ainsi qu'il suit, d'après leur ordre de fréquence :

Contusions	15
Plaies	12
Bronchites	11
Fièvres inflammatoires	7
Fièvres intermittentes	7
Phlegmons	5
États saburraux	5
Rhumatismes	3
Panaris	3
Entérites	3
Lumbagos	3
Fractures	2
Embarras gastriques	2
Ophtalmies	2
Ulcères	2
Pleurésies	2
Angines	2
Furoncles	2
Plaies par arrachement	1
Pneumonies	1
Dysenteries	1
Fièvres typhoïdes	1
Luxations	1
Anthrax	1
Maladies diverses	10

Dr P. E. DE LAMOTTE.

Mai 1864.

TABLEAUX

COMPRENANT :

1° **Le dénombrement des hommes par corps d'état;**

2° **Le cube des travaux de Pont-l'Evêque à Quetteville;**

3° **La récapitulation de toutes les dépenses du service médical.**

DÉNOMBREMENT DES HOMMES PAR CORPS D'ÉTAT

DU 1er JUILLET 1856 AU 1er JUILLET 1862.

DÉSIGNATION DES PROFESSIONS.			NOMBRE D'HOMMES.	NOMBRE DE JOURS.
MÉCANICIENS.	Mécaniciens-conducteurs, chauffeurs et graisseurs . . .	16	32	42.240
	Forgerons.	16		
CHARPENTIERS	Charpentiers, charrons, menuisiers, scieurs de longs, arimeurs.	42	52	68,640
	Ouvriers des sonnettes.	10		
MAÇONS.	Maçons proprement dits.	23	35	46,200
	Tailleurs de pierre.	6		
	Servants, maçonnerie à pierre sèche et enrochement. . .	6		
BRIQUETIERS.	. . . .		22	29,040
MINEURS.	Terrassiers mineurs.		72	95,041
TERRASSIERS.	Terrassiers proprement dits.	173	244	322,080
	Régalage et pilonnage.	10		
	Drainage.	50		
	Ballast.	8		
	Dressement des talus, semis et gazonnements.	3		
MANŒUVRES.	Treillage.	4	99	130,680
	Épuisements.	6		
	Ouvriers sur les puits.	18		
	Équipes volantes d'entretien des voies provisoires, . .	15		
	Pose de la voie et des travaux divers.	56		
LANCEURS.	. . . .		8	10,580
ENFANTS.	Commissionnaires, aiguilleurs et graisseurs.		12	15,840
CHARRETIERS.	Garçons d'écurie		15	19.800
DIVERS.	Aide opérateur, porte-mire, chef de chantiers, bourreliers.	25	28	36,960
	Sondages.	3		
			619	817,080

OBSERVATIONS.

OUVRAGES D'ART.

1° 18 viaducs sous le chemin de fer.
Cube de maçonnerie. . . . 14,271 m 34

2° 4 ponts par dessus le chemin de fer.
Cube de maçonnerie. . . . 2,440 34

3° 1 grand aqueduc sous le chemin de fer.
Cube de maçonnerie. . . . 4,362 80

4° 22 aqueducs de 0 m 00 à 1 m d'ouverture.
Cube de maçonnerie. . . . 6,733 00

5° Buses syphon.
Cube de maçonnerie. . . . 68 02

6° Buses en fonte de 0 m 30 de diamètre.
Diamètre, cube de maçonnerie. 223 22

7° Divers petits ouvrages pierrés, déversoirs, rigoles, etc.
Cube de maçonnerie. . . . 317 40

8° Souterrain et puits.
Cube de maçonnerie. . . . 17,224 m 28

CUBE TOTAL DES MAÇONNERIES. 44,847 m 59

Terrassements, y compris le percement du souterrain.
Cube total. . . . . 1,250,000 m 00

Ballast de la voie.
Cube total. . . . . 38,704 m 00

RÉCAPITULATION

DES DÉPENSES DU SERVICE MÉDICAL DU 1er JUILLET 1856 AU 1er JUILLET 1862.

NATURE DES DÉPENSES.	SOMMES PAYÉES.		
	FR.	C.	FR.
Location d'une ambulance à Pont-l'Évêque.	500	»	
Établissement d'une ambulance à Quetteville.	600	»	
Achat du matériel des ambulances. . . .	800	»	
Achat de pharmacie et vieux linge. . . .	7,200	»	
Traitement de l'infirmier pendant 6 ans. . .	6,400	»	16,800
Transport des blessés sur place et aux hospices.	500	»	
Inhumations des hommes tués sur les travaux.	800	»	
Indemnité ordinaire accordée à 2,052 hommes atteints de maladies pour une durée de 23,446 jours.	34,957	50	
Versé à l'hospice de Honfleur.	4,684	50	43,967
Hospice de Pont-l'Évêque.	2,640	»	
Ambulances.	1,685	»	
Gresle, pension viagère, 300 fr. par année.	3,000	»	
Giquel, id. 600 id. . . .	6,000	»	
Robert, id. 550 id. . . .	5,500	»	
Gratifications Giquel et Robert.	650	»	
Girouard, ses gages pendant une année. .	1,200	»	
Lecors, pension viagère à ses père et mère de 250 fr.	2,500	»	
Indemnités accordés aux familles des hommes tués.	3,900	»	
Secours accordés à Rops.	500	»	27,500
Secours accordés à divers ouvriers indigents.	500	»	
Indemnités sur transactions			
Janvier	200	»	
Viel.	700	»	
Rault.	650	»	
Morel.	700	»	
Alphonse Adolphe.	800	»	
Houd	700	»	
Honoraires du médecin.	8,200	»	8,200
			96,467

OBSERVATIONS GÉNÉRALES.

Il résulte des indications des tableaux ci-joints, que 817,080 journées ont été employées à l'exécution des travaux ; si l'on estime chacune de ces journées au prix moyen de 3 fr. 90 c. l'une, on trouve qu'elles représent une dépense totale pour la main-d'œuvre seulement, de 3,186,612 fr. La retenue de 3 °/₀ appliquée à cette dépense s'élève à la somme de 95,598 fr. 38 c. chiffre sensiblement égal aux frais du service médical qui ont atteint, comme on vient de le voir, le montant de 96,467 fr. Si l'on remarque d'ailleurs que les frais dont il vient d'être parlé se sont appliqués à 2,204 ouvriers malades, dont 2052 soignés à domicile et 152 traités. Soit dans les ambulances, soit aux hôpitaux de Honfleur et de Pont-l'Evêque, on sera conduit à reconnaître que les frais représentent une dépense moyenne de 43 fr. 77 c. par homme malade, asurée par la retenue de 0,12 c., opérée par jour sur les salaires de l'ensemble des ouvriers occupés sur les chantiers.

Mais assez des chiffres, je termine en rappelant mon épigraphe :

« Voyez le mal et ne vous effrayez pas de cé qu'il faut faire pour y remédier. »

PROJET D'UNE MAISON

A affecter aux Logements des Ouvriers attachés aux travaux de construction des lignes de chemin de fer.

ESTIMATION DES DÉPENSES D'ÉTABLISSEMENT

DRESSÉ PAR M. LECOUR, ENTREPRENEUR, A PONT-L'ÉVÊQUE.

CONSTRUCTION.

Charpente sapin rouge.	12 st. 558	
A 1 fr. le mètre cube.		1,255 f. 80
Surface blanchie.	520 m. »	
A 50 c. le mètre.		260 »»
Pieux pour nivellement.	60 »	
A 30 c. le mètre.		48 »
Affûtage et battage desdits. . . .		33 »
Plancher sapin blanchi, raîné, 25 c. larg., cloué par panneaux de chaque environ 1 m. compris barres en chêne.	653 69	
A 4 f. 50 c. le mètre.		2,942 82
Remplissage sapin, 2 parements rainés, avec barres en chêne.	155 54	
A 5 f. le mètre carré.		777 70
Plancher, idem.	24 »	
A 4 f. 50 c. le mètre.		108 »»
26 croisées à coulisse, 2 portes, ensemble.	39 96	
A 9 f. le mètre.		359 64
10 portes.	14 60	
A 7 f. le mètre.		102 20
A REPORTER. . . .		5,887 f. 16

REPORT. .		5,887 f. 16
Tringles pour feuillure.	648 »	
A 30 c. le mètre.		194 40
Feuillures.	50 »	
A 10 c. le mètre.		5 »»
Échelle de meunier, 15 marches. .		75 »»
Palus avec charpente.		16 »»
Fers forgé pour tirants d'appel, y compris boulons et une couche au minium.		705 »»
Serrures des portes, croisées, charnières, boutons doubles, etc. . .		123 60
Vitrerie.		123 35
Peinture de tous les bois. . . .	2,493 99	
A 90 c. le mètre.		2,244 59
10 chassis et tabatières en fer, à 15 f. l'un.		150 »»

AMEUBLEMENT.

Tables, bancs, fourneaux en fonte, armoires, pommes de porte-manteau, vaisselle, verrerie, lits en fer, sommiers élastiques, matelas en varech, draps coton, traversins, couvertures, vases divers, évalués.	5,038 80
TOTAL GÉNÉRAL DES DÉPENSES.	14,562 f. 90

Élévation de Bout.

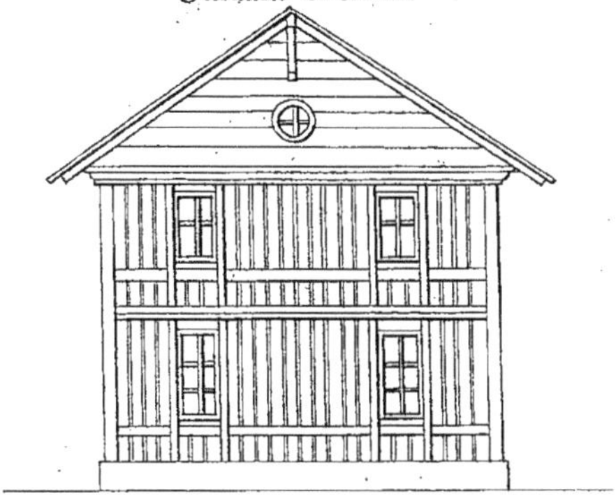

Élévation de Face.

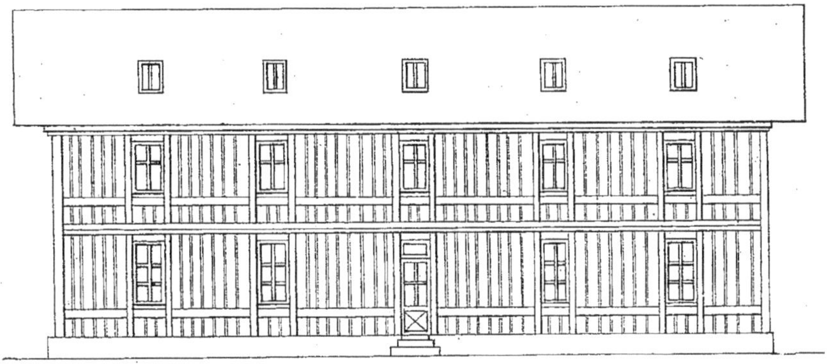

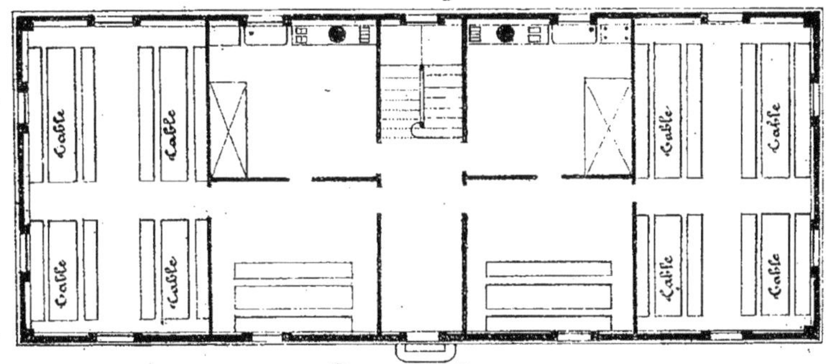

Plan du Rez-de-Chaussée

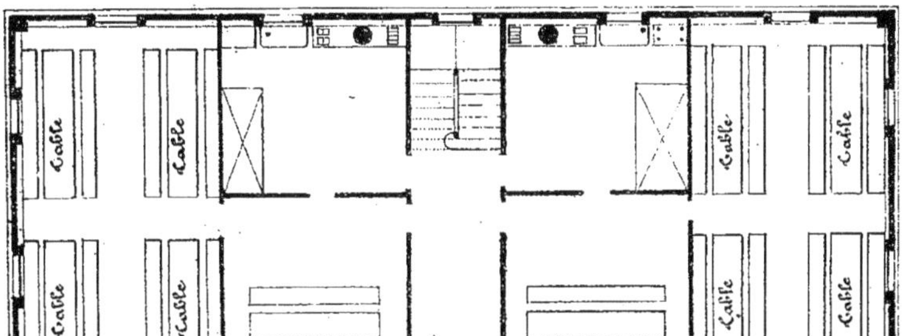

Plan du 1er Étage.

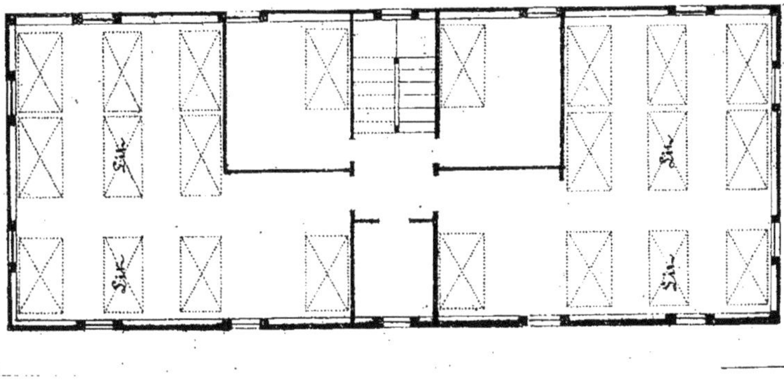

RÉGLEMENT

POUR LES OUVRIERS BLESSÉS OU MALADES

Appliqué sur les lignes de Paris à Cherbourg et de Lisieux à Honfleur

Obligations prises par les Entrepreneurs et par leurs Ouvriers, basées sur l'arrêté de Monsieur le Ministre des Travaux Publics, en date du 4 *décembre* 1848, *modifié par les Circulaires des* 23 *Juillet* 1849 *et* 23 *Octobre* 1851.

ART. 1er.

Les Entrepreneurs feront faire le service par des Médecins ou des Chirurgiens pris, autant que possible, dans la localité la plus voisine.

ART. 2.

Les Ouvriers atteints de blessures, après avoir reçu sur place les premiers secours de l'art, seront soignés gratuitement à l'hôpital ou à domicile.

ART. 3.

Lorsqu'il sera dûment constaté que des Ouvriers sont atteints de maladies ayant pour cause unique les travaux auxquels ils auront été occupés par les Entrepreneurs, ces Ouvriers seront également traités gratuitement à l'hôpital ou à domicile, mais pour un temps qui ne pourra excéder six mois.

ART. 4.

Les Médecins ou Chirurgiens attachés au service des Entrepreneurs, décideront seuls si l'Ouvrier malade ou blessé devra être traité à l'hôpital ou à domicile, et l'Ouvrier devra se conformer à cette décision.

ART. 5.

Pendant la durée de l'interruption forcée du travail, qui devra être constatée par un certificat du Médecin, l'Ouvrier blessé ou malade recevra la moitié du salaire qu'il aurait pu gagner s'il avait continué à travailler. Cependant, cette indemnité ne pourra dépasser *un franc cinquante centimes* par jour. Les dimanches et jours fériés seront déduits.

Art. 6.

Lorsque, par suite de blessures graves ayant occasionné la perte d'un membre, l'Ouvrier sera devenu impropre au travail de sa profession, il lui sera alloué, en sus de l'indemnité ci-dessus, et à sa sortie du traitement, une somme qui pourra varier de *cent francs* à *trois cents francs,* suivant le plus ou moins de gravité de cet accident et suivant que cet Ouvrier sera isolé ou soutien de famille.

Il sera facultatif aux Entrepreneurs de s'affranchir du paiement de cette indemnité, en employant l'Ouvrier, après sa sortie du traitement et jusques un an après, à un travail compatible avec ses facultés, lui procurant un salaire supérieur à la moitié de celui qu'il aurait pu gagner s'il n'avait pas eu son accident.

Art. 7.

Lorsqu'un Ouvrier, marié ou célibataire, soutien de famille au premier degré, aura été tué sur les travaux, sa veuve ou sa famille aura droit à une indemnité de *trois cents francs*.

Art. 8.

Les Ouvriers qui seront blessés par imprudence volontaire, ou étant dans un état d'ivresse ou ayant méconnu les mesures de précaution prescrites par les agents des Entrepreneurs, n'auront droit à aucune indemnité. Ils ne pourront recevoir que des secours médicaux, et pour un temps dont la durée sera à la disposition des Entrepreneurs ou de leurs agents.

Art. 9.

L'Ouvrier traité gratuitement à l'hôpital, où il reçoit ce dont il a besoin personnellement, ne recevra pas l'indemnité du demi-salaire, comme il est stipulé à l'art. 5.

Art. 10.

Pour subvenir à tous les frais du service des secours à accorder aux Ouvriers dans les formes désignées ci-dessus, ceux-ci s'engagent à laisser opérer sur leur salaire un prélèvement de trois pour cent.

Art. 11.

Tous les Ouvriers de l'Entreprise sont soumis aux dispositions qui précèdent, à l'exception des Voituriers étrangers effectuant des transports, soit à la tache, soit à la journée, avec des chevaux appartenant à eux ou à leurs maîtres.

Aucun prélèvement ne sera fait sur le produit de leur travail, comme aussi aucune indemnité ne leur sera accordée à raison des accidents qui pourront arriver à eux-mêmes ou à leurs chevaux.
